Au-delà des Étiquettes : Guide pour les Parents sur la Diversité des Genres

"Une ressource complète pour les familles, les écoles et les enfants afin de comprendre et d'aborder l'identité de genre et sexuelle."

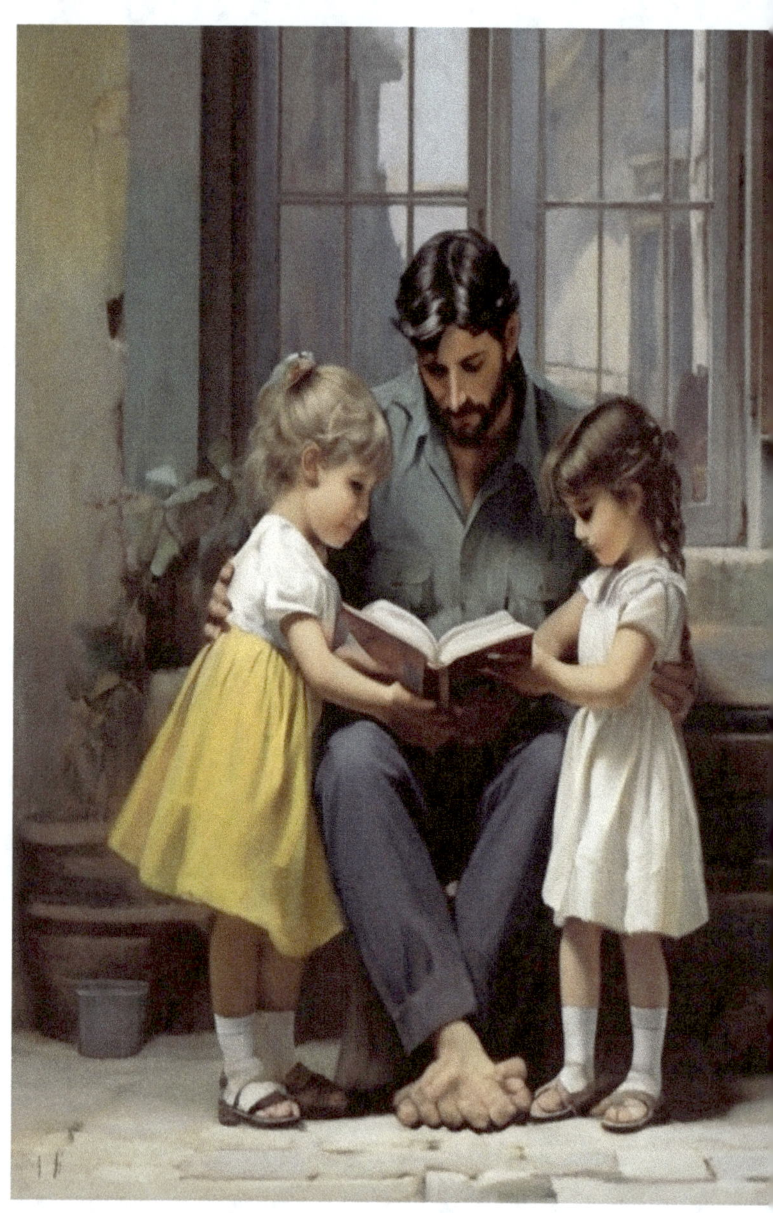

Table des matières : "Au-delà des Étiquettes : Guide pour les Parents sur la Diversité des Genres"

- Gérer les émotions pour les parents et les enfants

- Ressources éducatives pour faciliter le dialogue

- Approfondissement : Conseils pratiques des psychologues

4. Reconnaître et Soutenir la Diversité de Genre chez les Enfants

- Identifier des signaux précieux

- Soutenir l'exploration de l'identité de genre

- Gérer les dynamiques familiales

- Outils pratiques : Créer un environnement d'acceptation

5. Actions Quotidiennes pour Favoriser un Environnement Accueillant

- Langage empathique et respectueux

- Créer des espaces d'expression individuelle

- Modifier la dynamique des jeux et des activités

- Dialogues ouverts sur des modèles de rôle positifs

- Créer des traditions familiales inclusives

6. Connexions Profondes et Durabilité

- Comprendre les émotions en évolution

- Soutenir la croissance individuelle

- Outils psychologiques pour les parents

- Dialogues familiaux continus

- Durabilité dans l'acceptation

7. Faire Face aux Défis et Célébrer le Voyage

- Affronter les défis communs

- Soutenir les enfants dans leurs défis personnels

- Célébrer les victoires et les progrès

- Aborder le rôle des médias et de l'éducation

- Le voyage continu de l'acceptation

8. Expliquer la Diversité de Genre aux Enfants avec Sensibilité

- Créer un Espace Ouvert pour la Conversation

- Utiliser un Langage Adapté à l'Âge

- Promouvoir l'Acceptation et la Gentillesse

- Introduire des Histoires Positives

- Répondre aux Questions Spécifiques

Chapitre Final : Au-delà des Étiquettes, Vers un Avenir d'Acceptation

- Réflexions finales : L'unicité de chaque individu

- Le pouvoir de l'acceptation inconditionnelle

- Regarder vers l'avenir : Construire un avenir inclusif

- Un sincère remerciement

- Ressources supplémentaires : Pour poursuivre le voyage

- Conclusion : Un voyage sans fin

Chapitre Bonus Supplémentaire : Explorer sa Propre Identité de Genre et Sexuelle

Pour les Adultes :

Auto-Conscience et Réflexion :

- Comment commencer à explorer sa propre identité de genre et sexuelle.

- Réflexions personnelles et auto-conscience

Ressources Psychologiques :

- Conseils de psychologues spécialisés dans l'identité de genre et sexuelle.

Support professionnel pour aborder les doutes et les incertitudes.

Communautés et Groupes de Soutien :

- Participer à des communautés en ligne ou des groupes de soutien locaux.

- Partager des expériences et se connecter avec des personnes ayant vécu des situations similaires.

Pour les Enfants :

Dialogues Ouverts et Accueillants :

Comment créer un environnement familial ouvert pour discuter de l'identité de genre et sexuelle.

L'importance du dialogue sans jugement.

Inclusion à l'École :

- Comment les écoles peuvent promouvoir un environnement inclusif et accueillant.

- Conseils pour les éducateurs et les enseignants sur la façon de répondre aux questions et aux doutes des enfants.

Engagement des Parents :

- Engagement actif des parents dans le soutien aux enfants dans l'exploration de leur propre identité.

- Ressources et conseils pratiques pour les parents.

Conseils Pratiques pour Tous :

Lecture et Ressources Éducatives :

- Livres et ressources éducatives adaptés à tous les âges pour mieux comprendre l'identité de genre et sexuelle.

- Conseils sur l'utilisation efficace de ces ressources.

Recherche en Ligne Responsable :

Indications pour une recherche en ligne responsable et sécurisée pour obtenir des informations supplémentaires.

Attention aux stéréotypes et aux sources peu fiables

Consulter des Professionnels Qualifiés :

• L'importance de consulter des professionnels qualifiés en cas de doutes significatifs ou de difficultés.

• Comment trouver des professionnels compétents dans votre région.

Conclusion

Chapitre Bonus : Exploration de l'Identité - Questions et Test Réflexif

Introduction :

Bienvenue dans notre guide, "Au-delà des Étiquettes : Guide pour les Parents sur l'Identité de Genre". L'identité de genre est un aspect important de la diversité humaine, et comprendre ce concept est fondamental pour construire une société inclusive et respectueuse. Ce livret a été créé dans le but d'offrir aux parents les outils nécessaires pour expliquer à leurs enfants la réalité transgenre de manière éducative et compatissante. Le monde évolue, et avec lui changent aussi nos perceptions du genre. À travers ce guide, nous espérons fournir des informations claires et des conseils pratiques pour aider les familles à naviguer à travers les conversations sur l'identité de genre de manière ouverte, accueillante et aimante. Nous sommes convaincus qu'avec compréhension et soutien, nous pouvons construire un avenir où chaque individu se sent libre d'être lui-même, sans peur ni préjugés.

Chapitre 1 : Qu'est-ce que l'Identité de Genre ?

L'identité de genre est un concept fondamental pour comprendre la diversité humaine. Lorsque nous parlons d'identité de genre, nous nous référons à la manière dont une personne s'identifie intérieurement en termes de masculin, féminin ou d'autres identités de genre. Il est crucial de distinguer entre identité de genre et sexe biologique, car ce dernier se réfère aux caractéristiques physiques telles que les organes génitaux, les chromosomes et les hormones.

Imaginez l'identité de genre comme la façon dont une personne se sent appartenir au monde, se reconnaître intérieurement. Certaines personnes s'identifient avec le genre qui leur a été attribué à la naissance (masculin ou féminin), tandis que d'autres peuvent expérimenter une identité de genre différente. Il est important de comprendre que l'identité de genre n'est pas limitée au binaire masculin/féminin ; il existe de nombreuses identités de genre différentes, y compris non-binaires, bigenres, agenres et bien d'autres.

En résumé, l'identité de genre est un aspect profond et personnel de qui nous sommes. Le respect de cette diversité contribue à créer un environnement où chaque individu se sent reconnu et accepté pour son identité unique. Dans la prochaine section, nous explorerons le concept de transgender et comment cela est lié à l'identité de genre.

Chapitre 2 : La Différence entre Sexe et Genre

Introduction :

Dans notre voyage pour comprendre pleinement la diversité de genre, il est fondamental de poser les bases avec une claire distinction entre deux concepts souvent confondus : sexe et genre. Alors que le sexe se réfère aux caractéristiques biologiques et physiques qui distinguent les individus comme mâles ou femelles, le genre est une construction sociale qui va au-delà de ces distinctions anatomiques, concernant la manière dont les individus s'identifient et s'expriment.

Sexe : Au-delà de la Biologie

Le sexe, souvent identifié à la naissance en fonction de critères physiques tels que les organes génitaux et les chromosomes, est un aspect de notre identité qui peut présenter une gamme de nuances. Il est important de reconnaître que le sexe biologique ne détermine pas toujours de manière univoque le genre d'un individu. Par exemple, certains individus peuvent naître avec des caractéristiques physiques qui ne correspondent pas à leur sentiment interne d'être mâle ou femelle.

Genre : La Construction Sociale

Le genre, d'autre part, est basé sur les attentes culturelles, sociales et comportementales associées aux hommes et aux femmes. Il s'agit d'un concept complexe qui englobe l'identité de genre, l'expression de genre et les rôles de genre.

Alors que le sexe est attribué à la naissance, le genre est une construction individuelle qui peut évoluer tout au long de la vie d'une personne.

Approfondissements : Différences Culturelles dans l'Identité de Genre

Les conceptions de genre peuvent varier considérablement entre les différentes cultures. Certaines sociétés peuvent reconnaître plus de deux catégories de genre, tandis que d'autres peuvent avoir des attentes strictes liées aux rôles masculins et féminins. Explorer ces différences peut enrichir notre compréhension de la diversité de genre.

L'Évolution de la Compréhension

Notre compréhension du sexe et du genre est en constante évolution

. La société moderne reconnaît de plus en plus la diversité des identités de genre, nous poussant à défier les normes traditionnelles. Avec le progrès scientifique et social, nous ouvrons la voie à une vision plus inclusive et respectueuse de la diversité de genre.

Qui Sont les Personnes Transgenres ?

Le concept de transgender est un élément fondamental dans la compréhension de l'identité de genre. Les personnes transgenres sont celles qui vivent un écart entre l'identité de genre avec laquelle elles s'identifient et le sexe qui leur a été assigné à la naissance. En d'autres termes, une personne transgenre peut naître avec un corps qui ne reflète pas son identité de genre interne.

Le Défi de la Mécompréhension :

De nombreuses personnes transgenres rencontrent des défis uniques en essayant de faire comprendre aux autres leur expérience. Souvent, la société peut être limitée par des normes de genre rigides, rendant difficile pour les personnes transgenres d'être reconnues et respectées dans leur identité.

La Variabilité de l'Expérience Transgenre :

Il est crucial de noter que l'expérience transgenre est hautement individuelle. Chaque personne transgenre a son propre parcours, sa propre perception et sa propre façon de faire face à son identité de genre. Certaines personnes peuvent vivre une transition physique en utilisant des hormones ou des interventions chirurgicales, tandis que d'autres peuvent choisir d'exprimer leur identité de genre à travers des vêtements et des comportements.

Acceptation et Soutien :

Les personnes transgenres, surtout pendant les processus d'auto-acceptation et de partage avec les autres, recherchent un environnement d'acceptation et de soutien. Le rôle des parents devient crucial dans ce contexte, car le soutien familial peut faire toute la différence dans le bien-être émotionnel et mental d'une personne transgenre.

Récits d'Expériences Positives :

Introduire des histoires de succès et d'acceptation peut être un moyen puissant de briser les mythes et de combattre les préjugés. Ce chapitre inclut des récits d'expériences transgenres positives, mettant en lumière le courage et la résilience de ceux qui ont embrassé leur identité de genre.

Histoire 1 : Le Courage d'Accepter l'Identité de Genre de Votre Enfant

Maria et Paolo, un couple de parents qui croyaient fermement en l'importance de la créativité et de l'ouverture d'esprit, ont été pris au dépourvu lorsque Marco a révélé son désir d'explorer son identité de genre. Initialement confus et inquiets, Maria et Paolo ont décidé d'entreprendre un parcours de compréhension. Ils ont commencé par une consultation psychologique spécialisée, en participant ensemble aux séances pour apprendre à soutenir Marco.

Le moment clé est arrivé lorsque Marco, avec le courage que seuls les jeunes peuvent avoir, a organisé une soirée "cœur à cœur" avec ses parents. Il a partagé ses sentiments, ses expériences et les défis rencontrés dans la découverte de son identité. Marco a utilisé son talent artistique pour illustrer visuellement ses sentiments, ouvrant un dialogue qui a contribué à construire un pont entre lui et ses parents. À travers le temps, les conversations ouvertes et le soutien continu, la famille de Marco a montré que l'amour inconditionnel et l'acceptation sont les piliers de leur lien.

Histoire 2 : Acceptation et Croissance à travers l'Amour Inconditionnel

Giulia et Luca, un couple de parents passionnés par l'expression artistique, ont vécu une tempête émotionnelle lorsque Alice, leur fille intelligente et passionnée, a révélé être transgenre. Initialement confus, Giulia et Luca se sont précipités pour chercher de l'aide auprès d'un psychologue spécialisé. Alice a trouvé le courage d'organiser une soirée familiale où elle a partagé ses expériences, ses peurs et ses espoirs pour l'avenir. Elle a présenté une chanson, écrite pour exprimer son identité, touchant le cœur des parents et ouvrant une fenêtre sur son âme. Giulia et Luca ont décidé de soutenir Alice avec un amour inconditionnel, faisant de ce voyage

une occasion de croissance et
d'apprentissage pour toute la famille.

Histoire 3 : Un Voyage de Découverte de Soi pour Toute la Famille

Matteo, un jeune artiste au sein d'une famille passionnée par l'exploration créative, a partagé son identité de genre avec Sofia et Roberto, des parents qui apprécient la diversité et la liberté d'expression. Le début de ce voyage a été marqué par une soirée familiale où Matteo a exposé ses œuvres d'art, chacune représentant un chapitre de son voyage de découverte de soi. La famille a entrepris une lecture collective de livres éducatifs sur la diversité des genres et a participé à des ateliers qui ont nourri la compréhension mutuelle. Matteo a eu le courage d'initier le dialogue, démontrant à Sofia et Roberto que la communication ouverte et l'acceptation peuvent transformer les défis en opportunités de croissance et de connexion familiale.

Dans ce chapitre, nous avons posé les bases pour une compréhension plus profonde de la diversité des genres, en clarifiant clairement les différences entre sexe et genre. Nous poursuivons maintenant notre voyage en explorant comment des parents aimants peuvent naviguer dans cette dimension complexe et fascinante de la vie de leurs enfants.

Continuant à explorer le monde transgenre, nous aidons les familles à comprendre que, grâce au respect et à la conscience, nous pouvons contribuer à créer un environnement plus inclusif et accueillant pour tous. Dans le prochain chapitre, nous discuterons de la manière dont les parents peuvent aborder et expliquer la réalité transgenre à leurs enfants de manière éducative.

Chapitre 3 : Conversations Ouvertes et Acceptation Familiale

Introduction : Nous entrons maintenant dans un chapitre crucial de notre voyage : comment initier et maintenir des conversations ouvertes sur la diversité des genres avec nos enfants. La compréhension et l'acceptation familiales sont des piliers fondamentaux pour soutenir les enfants dans leurs parcours uniques d'exploration de l'identité de genre.

Conversations Initiales : Créer un Environnement Accueillant

Le début de cette conversation peut être un moment délicat, mais il est essentiel. Des parents aimants peuvent créer un environnement sûr et accueillant en faisant savoir à leurs enfants qu'ils sont prêts à écouter sans juger. Accueillir avec affection les révélations des enfants est essentiel pour construire la confiance et la connexion.

Approfondissements : Conseils Pratiques des Psychologues

Les psychologues experts suggèrent de rester calme et d'exprimer son soutien. Éviter les réactions excessivement émotionnelles peut favoriser un dialogue plus ouvert et confortable.

Naviguer dans les Émotions : Pour les Parents et les Enfants

La diversité des genres peut susciter toute une gamme d'émotions chez les parents et les enfants. Il est normal de se sentir confus, inquiet ou même effrayé. Partager ouvertement ces émotions peut renforcer le lien familial et témoigner d'un engagement authentique envers l'acceptation.

Approfondir la Compréhension : Lectures Partagées et Ressources Éducatives

Pour faciliter le dialogue, nous pourrions intégrer des lectures partagées et des ressources éducatives sur la diversité des genres. Des livres et des matériaux adaptés à l'âge des enfants peuvent être utiles pour expliquer des concepts complexes de manière accessible.

Bâtir une Connexion Durable

Le chapitre se termine en soulignant l'importance de bâtir une connexion durable. La diversité des genres est un voyage en évolution, et le soutien continu et l'amour inconditionnel des parents sont essentiels pour le bien-être émotionnel de leurs enfants.

Comment Expliquer aux Enfants ?

Aborder le sujet de la diversité des genres avec les enfants demande de la délicatesse et de la clarté. Pour guider ce processus, il est utile de puiser dans les conseils d'experts et d'utiliser des exemples concrets pour rendre le sujet plus compréhensible.

Simplifier Sans Réduire :

Les enfants ont une capacité étonnante à comprendre des concepts complexes, mais il est essentiel d'adapter le langage à leurs capacités de compréhension. Un exemple pourrait être d'expliquer que "certains enfants se sentent plus à l'aise en s'habillant d'une manière différente de ce à quoi les autres s'attendent, et c'est bien."

Histoires et Analogies :

Les récits sont des outils éducatifs puissants. Utilisez des histoires mettant en scène des personnages transgenres de manière positive, en mettant l'accent sur l'acceptation et l'amour. Par exemple, vous pourriez raconter l'histoire d'un personnage qui découvre son identité de genre et est soutenu par sa famille et ses amis.

Répondre aux Questions :

Les enfants auront probablement beaucoup de questions. Les psychologues recommandent de répondre de manière honnête et appropriée à leur âge, en adaptant les réponses au niveau de compréhension de l'enfant. Par exemple, vous pourriez répondre à une question sur la diversité des genres en disant : "Tout comme il y a beaucoup de types de fleurs dans le jardin, il y a aussi beaucoup de types de personnes et chacun est spécial à sa manière."

Normaliser la Diversité :

Respectez et normalisez la diversité des genres. Les psychologues recommandent d'utiliser des exemples positifs dans la vie quotidienne, comme les différentes activités que les enfants peuvent faire indépendamment du genre. Par exemple,

vous pourriez souligner que les enfants
peuvent aimer jouer avec des poupées ou
des voitures, indépendamment du genre.

Démontrer le Respect :

Les psychologues soulignent le rôle crucial
des parents dans le modelage du respect.
À travers des comportements et un
langage respectueux, les enfants
apprennent à être ouverts et tolérants. Par
exemple, vous pourriez commenter
positivement la diversité des genres dans
les médias ou dans vos interactions
quotidiennes.

En incorporant des conseils de
psychologues et en utilisant des exemples
concrets, les parents peuvent créer un
environnement où les enfants apprennent
l'importance du respect et de la

compréhension pour toutes les identités de genre. Dans le prochain chapitre, nous explorerons le rôle crucial des parents dans le soutien et l'acceptation de leurs enfants transgenres.

Dans ce chapitre, nous avons exploré comment initier et maintenir des conversations ouvertes sur la diversité des genres, en fournissant des conseils pratiques de psychologues et des ressources éducatives. Nous poursuivons maintenant notre voyage, en abordant plus en détail les dynamiques pratiques et psychologiques de ce processus.

Chapitre 4 : Détecter et Soutenir la Diversité de Genre chez les Enfants

Introduction : Nous entrons maintenant dans un territoire plus pratique et examinons comment les parents aimants peuvent détecter et soutenir la diversité de genre chez leurs enfants. Ce chapitre offre une analyse détaillée des signaux, des dynamiques familiales et des outils pratiques pour naviguer dans ce voyage de compréhension et d'acceptation.

Reconnaître des Signaux Précieux

Les parents peuvent apprendre à reconnaître des signaux précieux indiquant l'identité de genre de leurs enfants. Du choix des jouets aux préférences vestimentaires, ces signaux peuvent offrir un aperçu précieux de la perception interne de l'enfant.

Approfondissements : Conseils de Psychologues

Les psychologues conseillent de prêter attention à la cohérence des signaux et d'éviter d'attribuer des stéréotypes de genre rigides. Une approche ouverte et dépourvue de jugement est essentielle pour comprendre pleinement l'expérience de l'enfant.

Soutenir l'Exploration de l'Identité de Genre

Les parents aimants peuvent soutenir l'exploration de l'identité de genre de leurs enfants de manière pratique et empathique. Cela peut inclure l'accès à des ressources éducatives, la participation à des groupes de soutien et l'engagement dans des activités encourageant l'expression individuelle.

Dynamiques Familiales : Dialogues Ouverts et Acceptation

Un dialogue ouvert au sein de la famille est crucial. Ce chapitre explore comment les parents peuvent gérer les dynamiques familiales, en impliquant les autres membres dans un dialogue respectueux et informatif sur la diversité de genre.

Outils Pratiques : Créer un Environnement d'Acceptation

Le chapitre se termine en offrant des outils pratiques pour créer un environnement d'acceptation, inclusif et respectueux de la diversité de genre. Des changements dans la communication familiale aux petites actions quotidiennes, ces outils sont conçus pour intégrer l'acceptation dans tous les aspects de la vie familiale.

Le Rôle des Parents : Acceptation et Soutien

Le rôle des parents dans le soutien des enfants transgenres est crucial pour favoriser un environnement d'acceptation et de compréhension. Les psychologues fournissent des conseils pratiques pour aider les parents à naviguer dans ce voyage.

Accueillir l'Identité de l'Enfant :

Accueillir l'identité de genre de l'enfant signifie reconnaître et respecter son auto-identification. Les experts soulignent qu'exprimer ouvertement son soutien, en disant par exemple "Je t'aime pour ce que tu es" ou "Je suis là pour te soutenir", contribue à créer un lien positif entre parent et enfant.

Créer un Environnement de Soutien :

Créer un environnement de soutien signifie non seulement accepter, mais aussi s'adapter aux besoins et aux expressions de l'enfant. Par exemple, si l'enfant souhaite s'habiller différemment, fournir des options vestimentaires et montrer de l'enthousiasme pour ses choix contribue à renforcer son sentiment d'identité.

Exemple : Si l'enfant souhaite porter des vêtements traditionnellement associés à l'autre genre, permettez-leur de le faire et partagez l'enthousiasme pour leur style unique.

Être un Allié Actif :

Être un allié actif nécessite un engagement constant envers l'éducation et le soutien. Les parents peuvent participer à des séminaires, lire des livres sur la diversité de genre et s'engager activement dans des initiatives de sensibilisation.

Exemple : Participer à des événements communautaires sur la diversité de genre ou organiser des réunions d'information pour les amis et la famille.

Communication Ouverte et Honnête :

La communication ouverte est fondamentale. Les psychologues conseillent de créer un espace sûr où l'enfant se sent libre d'exprimer ses expériences, ses émotions et ses questions.

Exemple : Vous pourriez commencer en disant : "Je suis là pour toi. Si tu as des questions ou si tu veux parler de quoi que ce soit, je suis disponible."

Exemples Tangibles de Soutien :

Démontrer du soutien de manière tangible aide l'enfant à se sentir compris et aimé. Les exemples peuvent aller de la participation à des événements scolaires en faveur de la diversité de genre à la fourniture de ressources informatives.

Exemple : Soutenir la mise en œuvre de politiques inclusives à l'école ou participer activement à des groupes de parents qui promeuvent l'acceptation.

Observer l'Enfant :

Les psychologues conseillent d'observer attentivement l'enfant pour repérer les signaux de bien-être ou de malaise. Un environnement de soutien devrait se refléter dans le comportement et l'humeur de l'enfant.

Exemple : Si l'enfant montre plus de confiance ou de joie lorsqu'il exprime son identité de genre, cela peut indiquer un environnement de soutien positif.

En incorporant des exemples spécifiques et pratiques, les parents peuvent mieux comprendre comment traduire le soutien théorique en actions quotidiennes, favorisant ainsi un environnement qui accueille et soutient pleinement les enfants transgenres. Dans le prochain chapitre, nous explorerons les ressources utiles qui peuvent aider les parents et les familles dans leur parcours.

Dans ce chapitre, nous avons examiné les actions quotidiennes que les parents aimants peuvent entreprendre pour créer un environnement familial authentiquement accueillant et respectueux de la diversité de genre, en intégrant des conseils pratiques de psychologues. Nous poursuivons maintenant notre voyage, en explorant plus en profondeur comment la compréhension et l'acceptation peuvent se traduire en actions quotidiennes.

Chapitre 5 : Actions Quotidiennes pour Favoriser un Environnement Accueillant

Introduction : Maintenant que nous avons exploré les fondements et les outils pratiques, nous plongeons dans les détails des actions quotidiennes que les parents aimants peuvent entreprendre pour créer un environnement familial authentiquement accueillant et respectueux de la diversité de genre.

Langage Empathique et Respectueux

Le langage est puissant. Dans ce chapitre, nous examinons comment un langage empathique et respectueux peut contribuer à créer un environnement familial inclusif. Éviter les stéréotypes de genre dans les dialogues quotidiens et encourager un vocabulaire ouvert et diversifié sont des étapes fondamentales.

Approfondissements : Conseils de Psychologues

Les psychologues soulignent l'importance d'écouter activement les enfants et de répondre de manière sensible à leurs besoins linguistiques. Cette pratique peut favoriser la confiance et la communication ouverte.

Créer des Espaces d'Expression Individuelle

Chaque enfant a le droit d'exprimer son identité de manière unique. Nous explorons comment les parents aimants peuvent créer des espaces où leurs enfants se sentent libres d'exprimer leur individualité à travers leur façon de s'habiller, la décoration de leur chambre et des activités créatives.

Modifier la Dynamique des Jeux et des Activités

Dans un monde souvent caractérisé par des stéréotypes de genre dans les jeux et les activités, ce chapitre offre des conseils sur la manière dont les parents peuvent modifier la dynamique pour favoriser une expérience plus ouverte et inclusive.

Dialogues Ouverts sur des Modèles de Rôle Positifs

Les parents jouent un rôle crucial dans la présentation de modèles de rôle positifs. Ce chapitre examine comment les parents aimants peuvent engager des dialogues ouverts sur des modèles de rôle positifs, encourageant l'égalité et la diversité.

Créer des Traditions Familiales Inclusives

Enfin, nous explorons comment les parents peuvent créer des traditions familiales inclusives qui célèbrent la diversité de genre. Des fêtes aux occasions spéciales, ces traditions peuvent devenir des piliers de l'acceptation et de l'amour.

Créer un Environnement Inclusif

Créer un environnement familial inclusif est une étape cruciale pour soutenir les enfants transgenres et promouvoir un sentiment d'acceptation et d'appartenance. Dans ce chapitre, nous explorerons différentes stratégies et pratiques que les parents peuvent adopter pour créer un environnement inclusif et respectueux de la diversité de genre.

Éducation Continue :

Les experts soulignent l'importance de l'éducation continue pour les parents. Se tenir informé sur les sujets liés à la diversité de genre, suivre les nouvelles recherches et participer à des ateliers ou des conférences contribue à construire une compréhension plus approfondie.

Exemple : Lire des livres sur la diversité de genre, assister à des webinaires informatifs et discuter avec d'autres parents peuvent être des moyens efficaces de maintenir l'éducation continue.

Langage Respectueux :

L'utilisation d'un langage respectueux et inclusif est fondamentale. Les psychologues conseillent d'éviter les stéréotypes de genre dans le langage et d'utiliser des pronoms appropriés.

Exemple : Utiliser les pronoms corrects lorsqu'on se réfère à l'enfant et encourager les autres à faire de même contribue à créer un environnement respectueux.

Promouvoir la Diversité dans les Jouets et les Médias :

Introduire une variété de jouets et de matériaux éducatifs qui reflètent la diversité de genre est un moyen tangible de promouvoir l'inclusivité.

Exemple : Acheter des livres et des jouets mettant en scène des personnages de différentes identités de genre et origines culturelles aide à normaliser la diversité.

Valoriser les Différences :

Les experts recommandent de promouvoir une culture familiale qui valorise les différences individuelles et célèbre la diversité comme une richesse.

Exemple : Encourager l'enfant à explorer ses centres d'intérêt, indépendamment des rôles de genre traditionnels, démontre l'acceptation de ses choix individuels.

Participer à la Communauté :

Faire partie active de communautés qui promeuvent l'inclusivité peut avoir un impact significatif. Les psychologues suggèrent de participer à des événements, des groupes de soutien et des initiatives de sensibilisation.

Exemple : Rejoindre des groupes de parents soutenant la diversité de genre peut offrir un soutien mutuel et contribuer à créer un réseau de solidarité.

Lutter contre le Harcèlement et les Préjugés :

Les experts conseillent de préparer l'enfant à faire face au harcèlement et aux préjugés qui pourraient survenir. Créer un environnement où l'enfant se sent soutenu et compris aide à développer la résilience.

Exemple : Une discussion ouverte et une préparation pour faire face aux situations difficiles peuvent préparer l'enfant à relever les défis éventuels.

Dans ce chapitre, nous avons examiné les actions quotidiennes que les parents aimants peuvent entreprendre pour créer un environnement familial authentiquement accueillant et respectueux de la diversité de genre, en intégrant des conseils pratiques de psychologues. Nous poursuivons maintenant notre voyage, en explorant plus en profondeur comment la compréhension et l'acceptation peuvent se traduire en actions quotidiennes.

Chapitre 6 : Connexions Profondes et Durabilité

Introduction :

Dans notre parcours vers une compréhension pratique et approfondie de la diversité de genre, nous explorons davantage les liens familiaux et l'importance de la durabilité dans l'environnement que nous avons créé. Ce chapitre explore les dimensions psychologiques et pratiques pour maintenir une connexion profonde et durable.

Comprendre les Émotions en Évolution

Les émotions peuvent évoluer avec le temps, tant pour les parents que pour les enfants. Dans ce chapitre, nous approfondissons comment les parents aimants peuvent comprendre et gérer les émotions en évolution, créant ainsi un espace sûr pour la croissance émotionnelle.

Perspectives Approfondies : Conseils des Psychologues

Les psychologues soulignent l'importance de s'adapter aux besoins émotionnels changeants des enfants, en fournissant un soutien constant et en encourageant la communication ouverte.

Soutenir la Croissance Individuelle

La croissance individuelle est un élément essentiel de la diversité de genre. Les parents aimants peuvent soutenir la croissance individuelle de leurs enfants en respectant les choix et les évolutions de l'identité de genre qui peuvent se manifester avec le temps.

Outils Psychologiques pour les Parents

Ce chapitre introduit des outils psychologiques supplémentaires pour les parents, offrant des perspectives sur la gestion des défis psychologiques spécifiques liés à la diversité de genre. Des conseils sur la gestion du stress à l'importance de la conscience émotionnelle, ces outils sont conçus pour renforcer la santé mentale des parents.

Dialogues Familiaux Continus

La diversité de genre est un voyage en évolution constante. Ce chapitre explore comment les parents peuvent maintenir des dialogues familiaux continus, créant un espace où la communication ouverte et le soutien mutuel sont constants.

Durabilité dans l'Acceptation

La durabilité dans l'acceptation est un objectif à long terme. Nous explorons comment les parents aimants peuvent maintenir un engagement durable envers l'acceptation, en s'adaptant aux besoins changeants de leurs enfants et en continuant à célébrer la diversité de genre.

Ressources Utiles - Conseils des Psychologues et Exemples Pratiques

Accompagner un enfant transgenre nécessite un engagement constant et le soutien de ressources utiles. Dans ce chapitre, nous explorerons les conseils des psychologues et fournirons des exemples pratiques pour aider les parents à trouver du soutien et des orientations.

Consulter des Professionnels Expérimentés :

- Conseil des Psychologues : Les experts suggèrent de rechercher le soutien de professionnels expérimentés dans le domaine de l'identité de genre, tels que des psychologues ou des thérapeutes spécialisés.

- Exemple Pratique : Programmer régulièrement des rendez-vous avec un professionnel expérimenté peut fournir un environnement sûr pour explorer les émotions et recevoir des conseils pratiques.

Participer à des Groupes de Soutien :

- Conseil des Psychologues : La participation à des groupes de soutien peut offrir des connexions précieuses avec d'autres familles confrontées à des situations similaires.

- Exemple Pratique : Rejoindre des groupes en ligne ou locaux permet aux parents de partager des expériences, d'échanger des conseils et de recevoir un soutien mutuel.

Se Renseigner sur la Loi et les Droits :

- Conseil des Psychologues : Les psychologues suggèrent de comprendre les droits légaux et les lois qui protègent les enfants transgenres.

- Exemple Pratique : Organiser des réunions avec des avocats spécialisés dans les droits LGBTQ+ pour comprendre les droits de l'enfant et de la famille.

Construire un Réseau de Soutien :

- Conseil des Psychologues : Construire un réseau de soutien est essentiel. Les amis, la famille et les enseignants peuvent être des alliés importants.

- Exemple Pratique : Organiser des événements éducatifs ou partager des ressources informatives avec le réseau de soutien contribue à créer un environnement d'acceptation.

Utiliser des Ressources en Ligne et de la Littérature Spécialisée :

- Conseil des Psychologues : Les ressources en ligne et la littérature spécialisée offrent des informations à jour et des histoires à succès.

- Exemple Pratique : Créer une liste de blogs, de livres et de documentaires traitant

 de la diversité de genre pour approfondir la compréhension.

Maintenir un Dialogue Ouvert avec l'École :

- Conseil des Psychologues : Les psychologues recommandent de maintenir une communication constante avec l'école pour assurer le soutien nécessaire.

- Exemple Pratique : Organiser des réunions régulières avec les enseignants et le personnel scolaire pour discuter des besoins de l'enfant et développer des stratégies d'inclusion.

Mettre en œuvre ces ressources utiles peut être un pas significatif vers la construction d'un réseau de soutien solide et pour relever les défis liés à l'identité de genre de l'enfant. En conclusion de ce guide, nous encourageons les parents à continuer le dialogue, l'éducation et la promotion de l'acceptation dans leur propre famille et dans la société environnante.

Dans ce chapitre, nous avons exploré les connexions familiales profondes et l'importance de la durabilité dans l'environnement créé, en intégrant des outils psychologiques pour les parents et des ressources éducatives supplémentaires. Continuons maintenant notre voyage, en abordant les défis spécifiques qui peuvent survenir lors du processus d'acceptation familiale de la diversité de genre.

Chapitre 7 : Affronter les Défis et Célébrer le Voyage

Introduction :

Dans ce chapitre, nous explorons les défis spécifiques qui peuvent survenir lors du parcours familial d'acceptation de la diversité de genre. Affronter ces défis demande compréhension, résilience et conscience que le voyage est un processus continu de croissance. Célébrons les victoires et faisons face avec détermination aux défis qui peuvent se présenter.

Affronter les Défis Courants

Les défis sont un aspect inévitable de tout voyage, et le parcours de la diversité de genre ne fait pas exception. Nous abordons les défis courants que les parents peuvent rencontrer, tels que le jugement social, le manque de compréhension externe et les pressions culturelles.

Approfondissements : Conseils de Psychologues

Les psychologues offrent des stratégies pour affronter le jugement social, notamment la construction d'un réseau de soutien, l'éducation continue et la pratique de l'authenticité.

Soutenir les Enfants dans leurs Défis Personnels

Outre les défis externes, les enfants peuvent faire face à des défis personnels liés à leur identité de genre. Ce chapitre explore comment les parents peuvent soutenir leurs enfants, en offrant un refuge sûr lors des moments difficiles et en instillant confiance dans leur capacité à relever les défis.

Célébrer les Victoires et les Progrès

Tout en faisant face aux défis, il est tout aussi important de célébrer les victoires et les progrès sur le chemin. Les parents aimants peuvent réfléchir aux réalisations de leurs enfants, créant un environnement où chaque pas en avant est source de joie et de célébration.

Affronter le Rôle des Médias et de l'Éducation

Le rôle des médias et de l'éducation peut présenter des défis uniques. Ce chapitre examine comment les parents peuvent aborder de manière critique la façon dont la diversité de genre est représentée dans les médias et l'éducation, promouvant une vision équilibrée et inclusive.

Naviguer l'Identité de Genre avec Amour et Compréhension

Dans ce parcours d'exploration de l'identité de genre, nous avons abordé des thèmes cruciaux relatifs à la compréhension, l'acceptation et le soutien des enfants transgenres. Avec la contribution de conseils de psychologues et d'exemples pratiques, nous avons cherché à offrir un guide pouvant aider les parents dans ce voyage important.

Accepter l'Unicité de Chaque Individu :

La clé fondamentale pour soutenir un enfant transgenre est d'accepter et de célébrer son unicité. Les psychologues soulignent que chaque individu est différent et que l'acceptation inconditionnelle contribue au bien-être émotionnel de l'enfant.

Créer un Environnement d'Acceptation :

Nous avons exploré comment créer un environnement familial inclusif, en promouvant la diversité et l'ouverture à la communication. La pratique constante d'un langage respectueux et le soutien actif ont été indiqués comme des outils clés pour construire un environnement accueillant.

Tirer Parti des Ressources Disponibles :

Les ressources, qu'elles soient en ligne ou locales, jouent un rôle essentiel en fournissant un soutien et une orientation. Les psychologues conseillent de tirer parti des services professionnels, de participer à des groupes de soutien et de rester informé sur la législation concernant les droits des personnes transgenres.

Éducation Continue :

La compréhension et l'éducation continue sont des piliers importants de ce parcours. Les psychologues soulignent que l'apprentissage continu contribue à réduire les stéréotypes, à promouvoir l'acceptation et à créer une mentalité ouverte.

Cultiver un Réseau de Soutien :

Enfin, nous avons souligné l'importance d'un réseau de soutien solidaire. Le partage d'expériences, la participation à des événements communautaires et la collaboration avec l'école peuvent créer un environnement où l'enfant se sent soutenu de tous les côtés.

En conclusion, soutenir un enfant transgenre est un engagement profond qui demande amour, compréhension et actions concrètes. Ce guide vise à être un phare de lumière dans ce voyage, en offrant des ressources pratiques et des conseils pour aider les parents à créer un environnement où leurs enfants peuvent explorer et embrasser pleinement leur identité de genre. Avec amour, ouverture et engagement continu, nous pouvons contribuer à construire un monde plus inclusif et respectueux pour tous.

Dans ce chapitre, nous avons exploré les défis spécifiques qui peuvent survenir lors du parcours familial d'acceptation de la diversité de genre, en intégrant des conseils pratiques de psychologues et des ressources éducatives supplémentaires. Nous continuons maintenant notre voyage en explorant les différentes perspectives et voix de ceux qui souhaitent mieux comprendre la diversité de genre chez leurs enfants.

Chapitre 8: Expliquer la Diversité de Genre aux Enfants avec Sensibilité

Alors que nous nous engageons à soutenir et comprendre les enfants transgenres, il est tout aussi important d'aborder les questions des enfants qui pourraient être curieux mais pas nécessairement personnellement impliqués dans l'identité de genre. Ce chapitre fournira des conseils sur la manière de répondre aux questions des enfants sur la diversité de genre avec sensibilité et clarté.

Créer un Espace Ouvert pour la Conversation :

Lorsque les enfants posent des questions sur la diversité de genre, il est important de créer un espace ouvert où ils se sentent libres d'exprimer leur curiosité sans crainte. Les experts suggèrent de répondre aux questions avec patience et ouverture.

Exemple Pratique : "Je suis heureux que tu sois curieux ! Tu veux me poser des questions sur la diversité de genre ? Je suis là pour répondre à tes questions."

Utiliser un Langage Adapté à l'Âge :

Adapter le langage aux capacités de compréhension de l'enfant est crucial. Les psychologues conseillent d'utiliser un langage simple et accessible.

Exemple Pratique : "Imagine que chaque personne soit comme une fleur différente. Certaines fleurs sont grandes, d'autres sont petites, mais toutes sont spéciales à leur manière. De la même manière, il y a des personnes qui se sentent différentes à l'intérieur et qui veulent être respectées pour qui elles sont."

Promouvoir l'Acceptation et la Gentillesse :

Encourager les enfants à être gentils et respectueux envers les autres est un message fondamental. Les experts suggèrent de promouvoir l'acceptation de la diversité de genre et de souligner que chacun a le droit d'être lui-même.

Exemple Pratique : "Il est important d'être gentil avec les autres et de respecter les différences. Les gens peuvent être différents, mais tout le monde mérite le respect et l'amitié."

Introduire des Histoires Positives :

Raconter des histoires présentant des personnages transgenres de manière positive peut aider à normaliser la diversité de genre.

Exemple Pratique : "Tu sais, il y a des histoires de personnes qui se sentent différentes dans leur cœur, et ce qui est beau, c'est que chacune de ces histoires est spéciale. Puis-je te raconter une histoire sur comment une personne a trouvé le courage d'être elle-même ?"

Répondre aux Questions Spécifiques :

Si l'enfant a des questions plus spécifiques sur la diversité de genre, répondre avec honnêteté et adapter les réponses à leurs capacités de compréhension.

Exemple Pratique : "Tu me demandes ce que cela signifie d'être transgenre ? C'est un peu comme quand quelqu'un se sent différent de ce que les autres pourraient penser, et qu'il souhaite être reconnu pour qui il est vraiment."

Aborder les questions des enfants sur la diversité de genre avec ouverture et sensibilité contribue à construire une compréhension plus large et respectueuse du monde qui les entoure. Partager ces concepts de manière accessible peut aider à cultiver une mentalité ouverte dès leur plus jeune âge.

Chapitre Final : Au-delà des Étiquettes, Vers un Avenir d'Acceptation

Introduction :

Notre voyage à travers la diversité de genre a été un voyage de découverte, d'apprentissage et, surtout, d'amour. Alors que nous clôturons ce livret, réfléchissons à ce que nous avons appris et embrassons l'opportunité de façonner un avenir d'acceptation et de compréhension pour tous.

Réflexions Finales : L'Unicité de Chaque Individu

Chaque enfant est un individu unique, avec une histoire, un chemin et un voyage uniques. Ce chapitre final invite les parents à réfléchir à la beauté de la diversité et à l'importance d'embrasser l'unicité de chaque individu, indépendamment des étiquettes de genre.

Le Pouvoir de l'Acceptation Inconditionnelle

Nous avons exploré comment l'acceptation inconditionnelle peut créer des liens familiaux plus forts et un environnement qui favorise la croissance de chaque enfant. L'acceptation va au-delà des normes de genre et des attentes sociales, ouvrant la voie à un amour qui embrasse l'individualité.

Regarder vers l'Avenir : Construire un Avenir Inclusif

Ce chapitre final est une invitation à regarder vers l'avenir, à imaginer et à construire un avenir où la diversité de genre est célébrée, comprise et respectée. Le changement commence dans les familles, et chaque petite action quotidienne contribue à façonner un monde plus inclusif pour les générations futures.

Un Merci Chaleureux

Nous remercions vous, parents aimants et lecteurs curieux, d'avoir fait partie de ce voyage avec nous. Votre dévouement à l'amour, à l'ouverture et à l'acceptation est la fondation d'un monde plus lumineux et plus compatissant.

Ressources Supplémentaires : Pour Poursuivre le Voyage

Pour ceux qui souhaitent des ressources et des informations supplémentaires sur la diversité de genre, nous vous invitons à consulter les ressources répertoriées à la fin du livre. La connaissance est une clé puissante pour construire des ponts de compréhension et de connexion.

Conclusion : Un Voyage Sans Fin

Alors que nous concluons ce livret, rappelons-nous que le voyage de la diversité de genre est sans fin. Chaque jour est une opportunité d'apprendre, de grandir et d'aimer encore plus. Avec des cœurs ouverts et des esprits curieux, abordons l'avenir avec confiance et espoir, en façonnant un monde où chaque enfant peut s'épanouir, quelles que soient leur identité ou leurs aspirations.

Merci d'avoir partagé ce voyage avec nous. Ensemble, nous pouvons construire un monde où chaque individu est libre d'être authentiquement lui-même.

Chapitre Final : Au-delà des Étiquettes, Vers un Avenir d'Acceptation

Introduction :

Notre voyage à travers la diversité de genre a été un parcours de découverte, d'apprentissage et surtout d'amour. Alors que nous refermons ce livret, réfléchissons à tout ce que nous avons appris et saisissons l'opportunité de façonner un avenir d'acceptation et de compréhension pour tous.

Réflexions Finales : L'Unicité de Chaque Individu

Chaque enfant est un individu unique, avec une histoire, un parcours et un voyage uniques. Ce chapitre final invite les parents à réfléchir à la beauté de la diversité et à l'importance d'embrasser l'unicité de chaque individu, indépendamment des étiquettes de genre.

Le Pouvoir de l'Acceptation Inconditionnelle

Nous avons exploré comment l'acceptation inconditionnelle peut créer des liens familiaux plus forts et un environnement qui favorise la croissance de chaque enfant. L'acceptation va au-delà des normes de genre et des attentes sociales, ouvrant la voie à un amour qui embrasse l'individualité.

Regarder vers l'Avenir : Construire un Avenir Inclusif

Ce chapitre final est une invitation à regarder vers l'avant, à imaginer et à construire un avenir où la diversité de genre est célébrée, comprise et respectée. Le changement commence dans les familles, et chaque petite action quotidienne contribue à façonner un monde plus inclusif pour les générations futures.

Un Remerciement Chaleureux

Nous remercions vous, parents aimants et lecteurs curieux, d'avoir fait partie de ce voyage avec nous. Votre dévouement à l'amour, à l'ouverture et à l'acceptation est le fondement d'un monde plus lumineux et plus compatissant.

Ressources Supplémentaires : Pour Poursuivre le Voyage

Pour ceux qui souhaitent davantage de ressources et d'approfondissements sur la diversité de genre, nous vous invitons à consulter les ressources répertoriées à la fin du livre. La connaissance est une clé puissante pour construire des ponts de compréhension et de connexion.

Conclusion : Un Voyage Sans Fin

Alors que nous concluons ce livret, rappelons-nous que le voyage de la diversité de genre est sans fin. Chaque jour est une opportunité pour apprendre, grandir et aimer encore plus. Avec des cœurs ouverts et des esprits curieux, abordons l'avenir avec confiance et espoir, en façonnant un monde où chaque enfant peut s'épanouir, peu importe qui ils sont ou qui ils choisissent de devenir.

Merci d'avoir partagé ce voyage avec nous. Ensemble, nous pouvons construire un monde où chaque individu est libre d'être authentiquement lui-même.

Chapitre Bonus Additionnel : Explorer sa Propre Identité de Genre et Sexuelle

Introduction :

Dans ce chapitre, nous fournirons des ressources et des conseils aussi bien pour les adultes que pour les enfants qui explorent leur propre identité de genre et sexuelle. Nous aborderons les questions courantes et fournirons des outils pratiques pour aider dans le processus de découverte de soi.

Pour les Adultes :

**Chapitre : Explorer sa Propre Identité de Genre et Sexuelle

Introduction :

Dans ce chapitre, nous plongerons dans le processus délicat d'explorer sa propre identité de genre et sexuelle. Avec l'aide d'un professionnel de la psychologie, nous explorerons la nécessité de la conscience de soi, de la réflexion et de la façon d'entamer ce voyage personnel avec conscience et respect de soi.

1) Conscience de Soi et Réflexion :

La conscience de soi est la première étape cruciale dans le parcours d'exploration de l'identité de genre et sexuelle. Cela implique la prise de conscience et la compréhension profonde de soi-même, allant au-delà des étiquettes sociales et des stéréotypes de genre. Une approche consciente implique :

- Exploration des Émotions : Identifier et comprendre les émotions liées à l'identité de genre et sexuelle. Que ressentez-vous lorsque vous réfléchissez à ces aspects de vous-même ?

- Réflexion sur les Expériences Passées : Analyser les expériences passées liées à l'identité de genre et sexuelle. Quels moments ont eu un impact sur votre perception de vous-même ?

- Évaluation des Attentes Externes : Examiner les attentes externes et sociales concernant l'identité de genre. Comment ces attentes influencent-elles votre concept de soi ?

2) Comment Commencer à Explorer sa Propre Identité :

Commencer à explorer sa propre identité nécessite une approche graduelle et respectueuse de soi. Les étapes suivantes peuvent être utiles :

- Lecture et Information : Commencez par lire des ressources informatives sur la diversité des identités de genre et sexuelle. Des livres, des articles et des ressources en ligne peuvent fournir une base de compréhension.

- Conversations Ouvertes : Trouvez des espaces sûrs pour discuter ouvertement avec des amis de confiance, des membres de la famille ou des professionnels.

Partager des pensées et des doutes peut être libérateur.

- Participation à des Communautés : Rejoignez des communautés en ligne ou locales qui soutiennent l'exploration de l'identité de genre et sexuelle. Écouter les expériences des autres peut être instructif.

3) Réflexions Personnelles et Conscience de Soi :

La réflexion personnelle est un aspect crucial du parcours. Voici quelques suggestions pour la favoriser :

- Journal de Réflexion : Tenez un journal personnel pour exprimer vos pensées, émotions et réflexions quotidiennes sur l'identité de genre. Cela peut servir de lieu sûr pour explorer vous-même.

- Questions Guidées : Posez-vous des questions guidées qui stimulent une réflexion profonde. Que signifie pour vous être authentique ? Comment voyez-vous votre identité par rapport aux autres ?

- Exploration Créative : Utilisez des formes créatives d'expression telles que l'art, l'écriture ou la musique pour explorer votre identité. L'expression artistique peut révéler des aspects profonds et intuitifs de soi-même.

Conclusion :

La conscience de soi et l'exploration de sa propre identité nécessitent du temps, de la patience et de la gentillesse envers soi-même. À travers la conscience de soi et la réflexion, la porte s'ouvre à une compréhension plus authentique de soi, créant ainsi de l'espace pour une vie vécue en harmonie avec son identité de genre et sexuelle.

4) Ressources Psychologiques :

Le soutien psychologique spécialisé peut être une ressource précieuse dans le parcours d'exploration de l'identité de genre et sexuelle. Un professionnel qualifié peut offrir :

- Conseils Spécialisés : Les psychologues spécialisés dans l'identité de genre et sexuelle peuvent fournir des conseils ciblés et personnalisés. Cela comprend l'exploration des émotions, l'analyse des expériences passées et le soutien dans la navigation des défis spécifiques liés à l'identité.

- Soutien Emotionnel : Faire face aux doutes et aux incertitudes nécessite souvent un soutien émotionnel dédié. Les professionnels peuvent créer un espace sûr pour exprimer librement vos pensées, vos peurs et vos désirs.

- Outils Pratiques : Les psychologues peuvent fournir des outils pratiques pour faire face à des situations spécifiques. Cela peut inclure des stratégies pour gérer le stress, améliorer la communication avec les autres et promouvoir une santé mentale positive.

- Parcours de Découverte de Soi : À travers la consultation, vous pouvez entamer un parcours de découverte de soi plus structuré. Cela implique d'approfondir les racines de vos propres émotions et de construire une compréhension plus profonde de vous-même.

5) Soutien Professionnel pour Faire Face aux Doutes et aux Incertitudes :

Faire face aux doutes et aux incertitudes sur l'identité de genre et sexuelle peut être complexe et émotionnellement intense. Le soutien professionnel offre :

- Un Environnement Non Jugeant : La consultation offre un environnement non jugeant dans lequel explorer les doutes et les incertitudes sans craindre d'être jugé. Cet environnement facilite une communication ouverte et honnête.

- Gestion du Stress : Faire face aux doutes sur l'identité peut générer du stress et de l'anxiété. Les professionnels peuvent enseigner des techniques de gestion du stress pour faciliter une navigation plus paisible du parcours.

- Plan d'Action Individuel : En collaboration avec le client, les professionnels peuvent développer un plan d'action individuel. Cela peut inclure des étapes spécifiques à entreprendre pour explorer plus en

profondeur l'identité de genre et sexuelle
de manière durable.

- Ressources Étendues : Les professionnels
ont souvent accès à des réseaux de soutien
étendus, y compris d'autres spécialistes et
organisations. Ces ressources peuvent être
utiles pour aborder des aspects spécifiques
de l'identité de genre et sexuelle.

Conclusion :

Le soutien psychologique spécialisé joue
un rôle essentiel pour aider les personnes
à explorer leur identité de genre et
sexuelle. Avec des conseils ciblés et un
environnement de soutien, la consultation
offre les ressources nécessaires pour
aborder les doutes et les incertitudes de
manière constructive, favorisant ainsi un

parcours de découverte de soi authentique et respectueux.

6) Communautés et Groupes de Soutien :

Rejoindre des communautés en ligne ou des groupes de soutien locaux est une étape significative dans l'exploration de l'identité de genre et sexuelle. Cette partage d'expériences offre :

- Partage Empathique : Rejoindre des communautés en ligne ou des groupes locaux permet de partager des expériences avec des personnes qui comprennent les défis et les joies liés à l'identité de genre. Le partage empathique peut réduire le sentiment d'isolement et offrir un soutien émotionnel.

- Ressources Informatives : Ces groupes servent souvent de hub pour des ressources informatives et des mises à jour sur la diversité de genre. Les membres peuvent échanger des conseils pratiques et des informations pertinentes, contribuant ainsi à l'éducation continue.

- Connexions Significatives : Participer à des communautés offre l'opportunité de construire des connexions significatives avec des personnes ayant vécu des situations similaires. Ces liens peuvent devenir une source d'inspiration et de soutien tout au long du parcours d'exploration.

7) Partager des Expériences et des Connexions :

- Écoute Active : Dans ces contextes, l'écoute active est essentielle. Partager des expériences nécessite un environnement d'acceptation, de respect et de compréhension mutuelle. L'écoute active permet de créer un espace où chaque voix est reconnue et valorisée.

- Connectivité Virtuelle : Les communautés en ligne offrent une opportunité unique de se connecter avec des individus de différentes parties du monde. Cette diversité de perspectives peut enrichir la compréhension personnelle et favoriser un sentiment d'appartenance mondiale.

- Événements et Rencontres : De nombreux groupes organisent des événements, des rencontres ou des conférences où les membres peuvent se rencontrer en personne. Ces interactions directes peuvent consolider les liens créés en ligne et offrir un soutien tangible.

Conseils Pratiques :

- Respect des Différences : Au sein des communautés et des groupes de soutien, il est important de pratiquer le respect des différences individuelles. Chaque parcours est unique, et la diversité des expériences enrichit la compréhension collective.

- Participation Consciente : Participer à des discussions et partager des expériences devrait se faire de manière consciente. Respecter la vie privée des autres et contribuer à un environnement d'acceptation mutuelle est essentiel.

Conclusion :

L'adhésion à des communautés et à des groupes de soutien offre une base sociale solide pour ceux qui explorent l'identité de genre et sexuelle. La connexion avec des individus similaires crée un réseau de soutien précieux, contribuant à un sentiment d'appartenance et à une compréhension partagée.

Pour les enfants :

8) Dialogues Ouverts et Accueillants avec les Enfants :

Créer un environnement familial ouvert pour discuter de l'identité de genre et sexuelle est essentiel pour le bien-être émotionnel des enfants.

Cela nécessite :

- Communication Libre : Encourager les enfants à exprimer librement leurs pensées et leurs sentiments sur l'identité de genre sans crainte de jugement. La communication ouverte favorise la compréhension mutuelle.

- Écoute Empathique : Pratiquer l'écoute empathique est fondamental. Chercher à comprendre les points de vue des enfants, en répondant avec empathie et compréhension, favorise un dialogue constructif.

- Normaliser la Conversation : Traiter l'identité de genre comme un sujet normal et naturel aide à réduire le tabou qui y est associé. Cela favorise un environnement où les enfants se sentent libres d'explorer et de comprendre eux-mêmes.

9) Inclusion à l'École :

Les écoles peuvent jouer un rôle crucial dans la création d'un environnement inclusif et accueillant pour tous les élèves :

- Sensibilisation Sensible : Introduire des programmes éducatifs qui enseignent l'importance de la diversité de genre et sexuelle. Cela promeut la sensibilisation et la compréhension entre les élèves.

- Politiques Anti-Discrimination : Mettre en place des politiques anti-discrimination interdisant le harcèlement ou la discrimination fondés sur l'identité de genre. Cela crée un environnement sûr où les élèves peuvent s'exprimer librement.

- Ressources pour les Éducateurs : Fournir des ressources et une formation aux éducateurs et enseignants. Ces professionnels peuvent être équipés des connaissances et des outils nécessaires pour aborder les questions et les doutes des enfants de manière respectueuse.

10) Implication Active des Parents :

L'implication des parents est essentielle pour soutenir les enfants dans l'exploration de leur propre identité :

- Ouverture à la Discussion : Créer un espace familial où les enfants se sentent libres de discuter de tout sujet, y compris de l'identité de genre. L'ouverture favorise la confiance et la communication.

- Ressources pour les Parents : Fournir des ressources informatives et des matériaux éducatifs aux parents. Cela peut aider les parents à mieux comprendre les questions liées à l'identité de genre et à offrir des conseils pratiques sur la manière de soutenir leurs enfants.

- Participation Active : Être activement impliqué dans le parcours d'exploration des enfants. Participer à des événements scolaires, des séances d'information et des groupes de soutien peut renforcer l'implication des parents.

Conclusion :

La création d'environnements ouverts et inclusifs tant dans la famille que à l'école est fondamentale pour soutenir les enfants dans l'exploration de leur propre identité de genre. Les dialogues sans jugement, l'éducation sensible et l'implication active des parents contribuent à un environnement où les enfants se sentent acceptés et soutenus.

Conseils Pratiques pour Tous :

11) Lecture et Ressources Éducatives :

- Sélection de Livres : Choisir des livres traitant de l'identité de genre et sexuelle de manière inclusive et informative. Les livres adaptés à tous les âges peuvent être une ressource puissante pour initier des discussions et promouvoir la compréhension.

- Adaptation selon l'Âge : Adapter le choix des livres et des ressources à l'âge des lecteurs. Cela garantit que le contenu soit approprié et compréhensible, contribuant à la construction d'une base solide de connaissances.

- Discussion Active : Après la lecture, encourager les discussions ouvertes sur l'intrigue et les sujets abordés dans les livres. Cela stimule la réflexion et permet aux lecteurs d'exprimer leurs opinions.

Recherche en Ligne Responsable :

- Indications pour la Recherche : Fournir des indications claires sur la manière de mener une recherche en ligne responsable. Encourager l'utilisation de sources fiables et soigneusement vérifiées pour éviter la diffusion d'informations erronées.

- Sensibilisation aux Stéréotypes : Mettre en garde contre les stéréotypes et les préjugés de genre en ligne. Promouvoir une compréhension critique des informations et encourager l'évaluation de leur fiabilité.

- Guide d'Évaluation : Offrir des lignes directrices pour évaluer les sources en ligne. Cela peut inclure la vérification de la réputation de la source, l'examen des références et la comparaison des informations avec plusieurs sources.

Consulter des Professionnels Compétents :

- Reconnaître les Signaux de Difficulté : Informer sur les signaux qui pourraient indiquer la nécessité de consulter un professionnel. Cela peut inclure des changements significatifs dans le comportement ou le bien-être émotionnel.

- Rôle des Professionnels : Expliquer le rôle des professionnels qualifiés dans la fourniture de soutien. Ils sont capables d'offrir des consultations spécialisées pour traiter des questions ou des difficultés significatives liées à l'identité de genre et sexuelle.

- Recherche de Professionnels Locaux : Fournir des ressources sur la manière de trouver des professionnels qualifiés dans sa région. Cela peut inclure l'accès à des listes professionnelles, des organisations locales ou l'implication de services de santé.

Conclusion :

L'utilisation consciente de ressources éducatives, la recherche en ligne responsable et la consultation de professionnels qualifiés sont des outils essentiels pour comprendre et naviguer dans l'identité de genre et sexuelle de manière informée et respectueuse. Ces conseils pratiques contribuent à créer une

base solide pour un apprentissage
conscient et conseillé.

Chapitre Bonus : Exploration de l'Identité - Questions et Test Réflexif

Explorer l'orientation sexuelle est un parcours personnel et évolutif. Pour aider les enfants et les adolescents à mieux se comprendre, nous présentons une série de questions stimulantes et un test optionnel. Ces outils sont conçus pour promouvoir un dialogue ouvert, la réflexion personnelle et le respect de l'unicité de chaque parcours individuel.

Questions Stimulantes :

1. Quand tu imagines une relation romantique dans le futur, l'imagines-tu

avec quelqu'un de sexe opposé ou du même sexe ?

- a) Sexe opposé.

- b) Même sexe.

- c) Je n'y ai jamais pensé.

2. Quels types de relations trouves-tu les plus intrigants ou gratifiants dans les films ou les livres ?

- a) Relations hétérosexuelles.

- b) Relations homosexuelles.

- c) Les relations ne m'intéressent pas beaucoup dans les récits.

3. Dans quelle mesure te sens-tu à l'aise pour discuter de sentiments romantiques ou d'attirance avec des amis ou des membres de la famille ?

- a) Très à l'aise.

- b) Assez à l'aise.

- c) Pas du tout à l'aise.

4. Quand tu rêves éveillé(e) d'un partenaire romantique, t'imagines-tu avec quelqu'un de sexe opposé ou du même sexe ?

- a) Sexe opposé.

- b) Même sexe.

- c) Je ne rêve pas éveillé(e) de partenaires romantiques.

5. Comment te sens-tu à propos de gestes affectueux comme les câlins ou se tenir la main avec des personnes de sexe opposé ou du même sexe ?

- a) À l'aise avec le sexe opposé.

- b) À l'aise avec le même sexe.

- c) Je ne me sens pas à l'aise avec la proximité physique.

6. Quand tu penses à tes amitiés les plus proches, sont-elles généralement avec des personnes de sexe opposé ou du même sexe ?

- a) Principalement avec des personnes de sexe opposé.

- b) Principalement avec des personnes du même sexe.

- c) Le genre n'influence pas mes amitiés.

7. Quelles qualités trouves-tu attirantes ou intéressantes chez un partenaire romantique potentiel ?

- a) Qualités traditionnellement associées au sexe opposé.

- b) Qualités traditionnellement associées au même sexe.

- c) Une combinaison de diverses qualités, indépendamment des normes de genre.

8. Dans quelle mesure est-il important pour toi de te conformer aux attentes traditionnelles de genre et aux attentes dans ta relation ?

- a) Très important.

- b) Assez important.

- c) Pas important du tout.

9. Dans tes cercles sociaux, ressens-tu des attentes ou des suppositions sur tes

inclinations romantiques basées sur ton genre ?

   - a) Oui, il y a des attentes.

   - b) Quelques attentes, mais elles ne sont pas prédominantes.

   - c) Non, il n'y a pas d'attentes.

10. Quand tu discutes de "crush" ou d'intérêts romantiques avec des amis, trouves-tu plus intrigantes les histoires impliquant le sexe opposé ou du même sexe ?

   - a) Histoires impliquant le sexe opposé.

   - b) Histoires impliquant le même sexe.

   - c) Je ne prête pas beaucoup attention à ces conversations.

Test d'Exploration de l'Identité :

Attribue un point à chaque réponse :

- a) = 1 point

- b) = 2 points

- c) = 3 points

Total des Points :

11-15 Points : Tes inclinations pourraient être orientées vers le sexe opposé.

8-10 Points : Les réponses indiquent une prédisposition à diverses orientations romantiques.

4-7 Points : Tes réponses indiquent une perspective équilibrée, valorisant les qualités individuelles par rapport au genre.

1-3 Points : Tes préférences ne sont pas encore fortement définies, et c'est très bien.

Remarque : Ce test est simplement un outil de réflexion et ne détermine pas précisément l'orientation sexuelle. Rappellez aux parents et enseignants que l'orientation sexuelle peut évoluer avec le temps, il est donc essentiel d'éviter toute forme de manipulation.